LA
PORTION PELVIENNE DES ÚRETÈRES
CHEZ LA FEMME

(CONSIDÉRATIONS ANATOMIQUES ET OPÉRATOIRES)

PAR

J. PANTALONI

Docteur en médecine de la Faculté de Paris
Ancien interne des Hôpitaux
Ancien interne de la Clinique et de la Maternité
Aide d'anatomie et de physiologie à l'École de médecine
(de Marseille)

—+*+—

PARIS

G. STEINHEIL, ÉDITEUR

2, RUE CASIMIR-DELAVIGNE, 2

1888

LA

PORTION PELVIENNE DES URETÈRES

CHEZ LA FEMME

(CONSIDÉRATIONS ANATOMIQUES ET OPÉRATOIRES)

IMPRIMERIE LEMALE ET Cie, HAVRE.

LA
PORTION PELVIENNE DES URETÈRES

CHEZ LA FEMME

(CONSIDÉRATIONS ANATOMIQUES ET OPÉRATOIRES)

PAR

J. PANTALONI

Docteur en médecine de la Faculté de Paris
Ancien interne des Hôpitaux
Ancien interne de la Clinique et de la Maternité
Aide d'anatomie et de physiologie à l'École de médecine
(de Marseille)

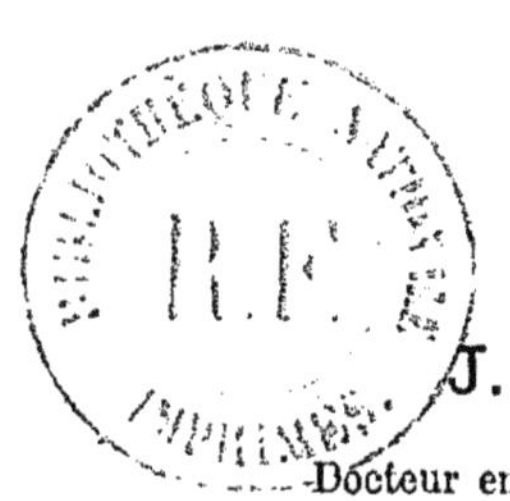

PARIS

G. STEINHEIL, ÉDITEUR

2, RUE CASIMIR-DELAVIGNE, 2

1888

LA

PORTION PELVIENNE DES URETÈRES

CHEZ LA FEMME

(CONSIDÉRATIONS ANATOMIQUES ET OPÉRATOIRES)

AVANT PROPOS

Le nom de M. le Prof. Combalat devait être placé à la première page de ce travail ; nous l'y avons écrit avec un profond sentiment de respect. C'est dans son service, guidé par lui, que nous avons appris la chirurgie, nous serons toujours fier d'avoir été son élève.

A côté de lui, nous voulons inscrire les noms de nos maîtres dans les hôpitaux et à l'Ecole de médecine de Marseille, les remercier de ce qu'ils nous ont appris et de la bienveillance qu'ils nous ont marquée : M. le Prof. Queyrel qui nous a si souvent instruit et encouragé, MM. les Prof. Magail, Rampal, Livon, Gamel et MM. les Drs Coste, Léon d'Astros, Henri Nicolas, Alezais, Bénet.

M. le Prof. Le Fort a bien voulu accepter d'être notre président de thèse, nous l'en remercions vivement.

INTRODUCTION

Nous croyons qu'il importe à l'appréciation d'un travail de savoir *pourquoi* et *comment* il a été fait. C'est la raison qui nous fait écrire ce chapitre.

La remarquable poussée opératoire qui vient de se produire dans la chirurgie abdominale et en particulier dans la chirurgie du rein et de l'utérus a donné naissance à bien des faits, les uns *heureux*, les autres *malheureux*. Ces derniers ont mis en lumière l'insuffisance de nos connaissances anatomiques sur plusieurs points. Car, si la chirurgie utérine et rénale a largement étendu le champ de son action, l'anatomie est restée, sur bien des points, stationnaire. Aussi, les connaissances anatomiques, jadis suffisantes, ne sauraient aujourd'hui satisfaire à tous les besoins de la pratique, d'autres méthodes d'examen, de nouvelles opérations ayant été créées qui nécessitent la connaissance de certains détails, autrefois presque inutiles.

A. — Et d'abord, l'exploration des uretères a pris une importance considérable dans la pathologie urinaire ; aussi est-il nécessaire de connaître le trajet exact et la topographie de ces conduits.

Lorsqu'on se contentait de diagnostiquer un rétrécissement uréthral, une hypertrophie de la prostate ou la présence de calculs vésicaux, on faisait là un examen incomplet, surtout au point de vue opératoire. On n'était pas assez convaincu qu'avant toute intervention, il est nécessaire d'avoir des notions aussi précises que possible sur l'état de tout l'appareil urinaire. C'est qu'en effet, les vieux malades, rétrécis, calculeux ou prostatiques, ont tout l'appareil urinaire atteint. Ils sont en équilibre instable, en état d'insuffisance rénale, comme le dit M. Guyon, comparant ces vieux urinaires aux cardiaques avec lésions compensées (comparaison qui explique d'un façon satisfaisante une réalité clinique). Il suffit alors d'une intervention intempestive, souvent minime, pour rompre cet équilibre instable, et ouvrir la porte à l'asystolie rénale, si l'on peut ainsi parler, qui conduit rapidement à la mort. Il faut donc chercher avec grand soin ces lésions de l'appareil urinaire pour éviter des accidents redoutables. Et c'est par l'exploration des uretères et par l'exploration rénale (l'une ne va pas sans l'autre) qu'on pourra reconnaître l'état de santé ou de maladie du rein présumé sain.

Or, les auteurs d'anatomie ne donnent dans leurs traités que des généralités sur la disposition anatomique de la portion pelvienne de l'uretère chez l'homme et surtout chez la femme. Aussi, nous a-t-il paru utile d'étudier, dans cette portion, le trajet précis de ces organes, en vue de leur exploration.

B. — Il est un second ordre de faits qui donne à cette étude un intérêt capital, je veux parler des rapports de l'utérus avec les uretères dans les conditions où se fait l'hystérectomie vaginale, c'est-à-dire lorsque l'utérus est abaissé.

Parmi les accidents qui suivent l'extirpation totale de l'utérus par le vagin, un des plus fâcheux est certainement la blessure de l'uretère, soit qu'au cours de l'opération, le conduit excréteur de l'urine ait été sectionné, soit qu'il ait été compris dans les fils à ligature ou dans les pinces destinées à l'hémostase. On sait, en effet, les rapports étroits que présente l'uretère avec le col de l'utérus et le vagin.

Si donc, dans l'hystérectomie par voie vaginale, l'abaissement de l'utérus est incomplet, par suite d'adhérences anciennes ou pour toute autre raison, il est facile de couper l'uretère, de le lier ou de le pincer ; car, à ce moment, la main du chirurgien manœuvre un peu au hasard, dans un champ opératoire très restreint, sans que, souvent, l'œil puisse la diriger.

Dans ce cas, la partie de l'uretère qui a été comprimée se mortifie, et, à la chute de l'eschare, l'incontinence d'urine vient révéler l'existence d'une fistule (cas de Bœckel, de Strasbourg ; de Lanelongue, de Bordeaux).

Or, quoi qu'en ait dit Friedrick Schatz, la blessure d'un uretère a de graves conséquences et mérite que l'on prenne toutes les précautions pour l'éviter.

Aussi, est-il indispensable de connaître les rapports exacts des uretères et de l'utérus, lorsque ce dernier est abaissé dans le but de pratiquer l'hystérectomie vaginale.

C. — La connaissance de ces mêmes rapports est enfin très utile pour exécuter la laparo-élytrotomie où le vagin doit être sectionné le plus près possible de son insertion sur le col (ici l'utérus étant relevé, ses relations avec les uretères se trouvent un peu modifiées). Cette opération, conçue au commencement de ce siècle par un Français, mais non consacrée par le succès en Europe, a été inventée à nouveau par Gaillard Thomas, de New-York. Elle n'a pas eu, malgré une publicité suffisante, la faveur des chirurgiens de l'Europe, et elle en est encore à réclamer ses lettres de naturalisation à la science obstétricale de l'ancien continent, ainsi que ses droits à l'expérimentation.

Nous ne venons pas faire le panégyrique de cette opération ; nous ne cherchons pas non plus à établir à l'aide d'un parallèle si ses avantages doivent faire rejeter l'opération césarienne. C'est à un tout autre point de vue que nous nous sommes placés. Notre pensée a été d'être utile aux accoucheurs, en réunissant dans ce travail des considérations anatomiques sur l'utérus gravide à terme et les uretères, considérations qui ne sont mentionnées dans aucun de nos traités et qui pourraient avoir leur valeur pour celui qui voudrait expérimenter sur le cadavre d'abord et pratiquer ensuite sur la femme vivante la gastroélytrotomie.

Telles sont les raisons qui nous ont poussé à faire ce travail. Quant aux matériaux qui nous ont servi à l'édifier, une partie a été tirée des monographies qui de près ou de loin touchent à la question. Les travaux de Hallé, Ricard, Polk, nous ont été particulièrement utiles ; une autre partie est le fruit de nos recherches personnelles.

Nous avons fait de nombreuses injections et dissections des uretères, l'utérus en place ou abaissé comme
pour l'hystérectomie et nous avons utilisé les autopsies
de trois femmes à terme et mortes avant l'accouchement.

DIVISION

Donner un exposé court mais précis du trajet et de la
topographie des uretères dans leur portion pelvienne chez
la femme, étudier dans leurs rapports réciproques l'utérus et les uretères, soit lorsque l'utérus est abaissé comme
pour l'hystérectomie vaginale, soit lorsqu'il est élevé au
terme de la grossesse, déduire de ces données des conclusions pratiques, tel est notre but et tel est le plan que
nous suivrons.

I. — Rapports généraux des uretères, l'utérus étant dans sa situation normale.

L'uretère est le conduit excréteur du rein. Il s'étend de l'excavation du hile jusqu'au bas-fond de la vessie. Sa longueur varie de 25 à 30 centimètres. Du hile rénal jusqu'à l'extrémité inférieure du rein, l'uretère présente un calibre considérable; cette première partie, infundibuliforme, a reçu le nom de bassinet. Puis le calibre de l'uretère devient moins considérable : il présente les dimensions d'un crayon. A l'union du bassinet et de l'uretère, se trouve une portion rétrécie, c'est le collet de l'uretère. Cette diminution de calibre s'observe aussi au niveau de l'abouchement de l'uretère dans la vessie. Ces deux points extrêmes sont un siège de prédilection pour les rétrécissements valvulaires des uretères.

Pour l'étude de ses rapports, on doit diviser l'uretère en deux portions : portion abdominale et portion pelvienne.

Portion abdominale. — Elle s'étend depuis le collet jusqu'au détroit supérieur. Elle est en rapport en avant avec le péritoine auquel elle adhère assez solidement, avec les vaisseaux spermatiques, qui la croisent à angle aigu, et les vaisseaux utéro-ovariens, qui longent son côté interne, avec les circonvolutions de l'intestin grêle, avec l'S iliaque du côlon à gauche, et la partie terminale de l'iléon à droite. En arrière, cette même portion repose sur le grand psoas, dont elle est séparée par du tissu cellulaire habituellement très lâche, lui donnant par conséquent une remarquable mobilité. Plus bas, l'uretère passe au devant de l'artère iliaque primitive, puis sur l'artère iliaque externe où il se dévie pour plonger dans l'excavation pelvienne. Il croise donc le détroit supérieur, dont il est séparé par le psoas. Ce dernier rapport est extrêmement important, c'est à ce niveau qu'on pourra l'explorer, le palper, le comprimer même. Il se présente en effet dans d'excellentes conditions, car il repose sur un plan résistant et se trouve assez rapproché de la paroi abdominale antérieure par suite de la saillie du détroit supérieur. A ce niveau commence la *portion pelvienne*.

Ici encore nous devons distinguer deux portions : une portion *descendante* et une portion *convergente ou viscérale*.

Les rapports de la portion pelvienne descendante sont les mêmes chez l'homme et chez la femme.

Après avoir croisé l'artère iliaque primitive, l'uretère plonge dans le petit bassin, se dirige en bas, appliqué contre la paroi pelvienne, recouvert par le péritoine et séparé de cette paroi par le muscle obturateur interne. Son trajet descendant pelvien constitue la diagonale de la surface quadrilatère de la face interne de l'os iliaque. Par le toucher rectal cette surface quadrilatère est toujours accessible. Là encore l'uretère se présente dans de bonnes conditions pour être exploré. Les rapports de cette portion de l'uretère avec les vaisseaux hypogastriques qui tapissent la paroi sont constants. En suivant cette paroi d'arrière en avant, on rencontre successivement la veine hypogastrique, l'artère puis l'uretère. Celui-ci est d'ailleurs situé sur un plan plus superficiel que ces vaisseaux.

Ce rapport de l'uretère avec les vaisseaux amena le chirurgien américain Sands à comprimer l'uretère avec la tige rectale de Davy qui sert à la compression des vaisseaux hypogastriques dans la résection de la hanche.

Au moment où il quitte la paroi pelvienne pour constituer la portion convergente ou viscérale, l'uretère décrit souvent un coude assez marqué. Cette partie du trajet pelvien ne mesure guère que 3 à 4 centimètres. Les rapports sont différents chez l'homme et chez la femme.

Chez l'homme, il se dirige vers la base des vésicules séminales, croise la partie postérieure de sa face supérieure après avoir été en connexion avec la paroi rectale supérieure et latérale.

Chez la femme, au contraire, cette partie terminale de l'uretère a des connexions multiples, d'un grand intérêt à préciser : celles qu'elle affecte dans la base des ligaments larges avec les vaisseaux utérins, puis l'utérus et les culs-de-sac vaginaux. Ce sont les plus importants à étudier pour notre sujet.

Les auteurs d'anatomie ne donnent dans leurs traités que des généralités sur la disposition anatomique de la portion pelvienne de l'uretère chez la femme. D'après Sappey, la portion pelvienne de l'uretère est logée dans l'épaisseur des ligaments larges dont elle occupe tour à tour le bord externe, le bord inférieur et la partie la plus déclive du bord interne. Par sa concavité, elle se trouve successivement en rapport avec le péritoine, le ligament rond et le bas-fond de la vessie. Par sa convexité, après avoir passé sur les vaisseaux obturateurs et le cordon de l'artère ombilicale, elle s'applique aux parties latérales du col de l'utérus, dont elle croise la direction à angle aigu, lui devient antérieure, répond alors à la face inférieure de la vessie, pénètre dans ses parois et vient s'ouvrir dans sa cavité à 12 ou 15 millimètres en avant de l'extrémité libre du col.

Tillaux n'en fait pas mention.

Tarnier (p. 64) se contente de dire que les uretères passent au-dessous des ligaments larges et gagnent le bas-fond de la vessie, dans laquelle ils s'ouvrent aux 2 angles du trigone vésical.

Telle est la description classique et fort succincte que donnent nos auteurs d'anatomie du trajet pelvien de l'uretère. Toutefois, il existe quelques monographies qui en donnent une description plus complète et plus satisfaisante. Une des meilleures est celle que le Dr Hallé en donne dans sa thèse. Cet auteur a précisé les connexions uretéro-utérines en faisant de nombreux examens cadavériques, des dissections, des injections de ces conduits en place, avec ou sans distension de la vessie et du rectum.

D'après Hallé, déjà sur la paroi pelvienne latérale, l'uretère était en contact intime avec l'artère utérine ; celle-ci est à son origine recouverte par l'uretère, ainsi que le cordon de l'artère ombilicale et le tronc de l'hypogastrique elle-même. Puis l'artère descend en longeant le bord antérieur de l'uretère, à peu près sur le même plan que ce conduit. Au moment où tous deux quittent le bord externe du ligament large pour pénétrer dans sa base et gagner les organes médians, ils se croisent. L'artère change plus brusquement de direction que l'uretère qui continue un peu à descendre et se porte en dedans, en haut et en arrière en devenant flexueux vers le col utérin. Elle passe donc en avant de l'uretère, en le croisant : au moment où elle atteint le bord utérin, elle est située plus haut et sur un plan plus postérieur que l'uretère. Les veines émanées du bord utérin, au contraire, restent toujours postérieures à l'uretère. A son entrée dans la base du ligament large, l'uretère a donc l'artère utérine à son côté antérieur, les veines à son côté postérieur ; ses rapports avec ces vaisseaux sont intimes : uretères et vaisseaux sont serrés dans ce tissu fibro-musculaire dense qui forme la base du ligament large. Aussi quand une collection latéro-utérine a refoulé en bas les ligaments larges, le doigt arrive-t-il à sentir l'anse artérielle par les culs-de-sac latéraux du vagin.

Enfin, avant d'aborder la vessie, l'uretère avoisine le col utérin et longe les culs-de-sac vaginaux, puis la paroi vaginale supérieure. Les rapports avec le col utérin sont moins directs qu'on le dit généralement : l'uretère est à 1 centim. 1/2 environ du bord utérin, ainsi que l'a démontré Ricard. Il chemine tout au contact de la paroi des culs-de-sac latéraux, puis antérieurs, du vagin. dont il n'est même pas facile à séparer par la dissection. C'est dans cette partie de leur trajet que les uretères sont croisés par les petites branches artérielles flexueuses au nombre de 5 à 6, près de la deuxième partie de l'anse de l'artère utérine dont elles continuent la direction et qui se distribuent au cul-de-sac antérieur, à la cloison vésico-vaginale et à la vessie. Depuis la base des ligaments larges jusqu'à son embouchure vésicale l'uretère est accessible au doigt dans une longueur de 6 à 7 centim.

Luscha dit que par suite de la déviation légère de l'utérus sur la droite, ses rapports avec l'uretère sont plus intimes de ce côté.

Nous verrons (conclusions), dans la suite, le parti que l'on peut tirer de l'étude de ces rapports.

Nous étudierons maintenant la topographie des uretères pelviens. Les recherches de Freund et Joseph, de Luscha et de Holl à l'étranger, celles de Hallé, Tourneur et Perez en France, rendront notre tâche facile.

I

Les auteurs français se sont surtout attachés à préciser le point où l'uretère pénètre dans l'excavation pelvienne en croisant le détroit supérieur, car c'est là qu'il s'offre le plus complaisamment à la palpation.

1° D'après Tourneur, ce point se trouve exactement sur la ligne horizontale qui unit les deux épines iliaques antérieures et supérieures, au tiers de la longueur de cette ligne, un peu au-dessus cependant.

2° D'après Hallé, le lieu d'intersection de deux lignes, l'une horizontale et transversale, partant de l'épine iliaque antérieure et supérieure, l'autre verticale montant

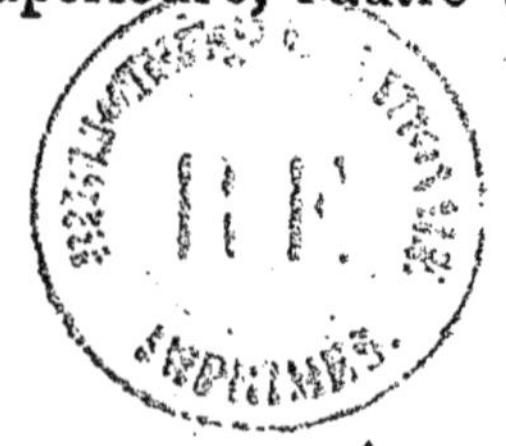

de l'épine pubienne, sert à marquer sur la paroi abdominale avec assez d'exactitude, le point de pénétration de l'uretère dans l'excavation.

3° D'après Perez, le point où l'uretère quitte la cavité abdominale pour plonger dans le petit bassin se trouve à trois centimètres au-dessus de l'intersection de deux lignes, l'une horizontale réunissant les deux épines iliaques antéro-supérieures, l'autre verticale montant de l'épine pubienne.

II

Les points par où passe l'uretère à travers l'excavation ont été spécialement étudiés par les auteurs étrangers.

1° D'après Freund et Joseph, à leur entrée dans le petit bassin, les deux uretères, éloignés à ce moment l'un et l'autre de 5 à 7 centimètres, prennent une direction divergente et descendent le long de la paroi latérale du bassin suivant un arc de cercle dont la convexité est en dehors. Cet arc est tellement prononcé qu'après un trajet de 2 à 3 centimètres, leur distance réciproque est de 10 à 12 centimètres. Ils convergent alors de nouveau, mais d'une manière assez graduelle, si bien qu'au niveau de l'orifice externe de l'utérus, à 2 centim. et 1/2 avant leur entrée dans les parois vésicales, leur distance réciproque n'est plus que de 8 à 9 centimètres. A partir de ce moment ils se rapprochent si vite qu'après un parcours de 4 centimètres environ, lorsqu'ils débouchent à la paroi interne de la vessie, leur écartement n'est plus que de 2 à 3 centimètres.

Durant tout son trajet, l'uretère est situé sous le péritoine réuni avec lui et avec les organes du voisinage par du tissu cellulaire lâche plus ou moins infiltré de graisse. A son entrée dans le parametrium, à la base du ligament large, à peu de distance de l'épine de l'ischion, à peu près au niveau de l'orifice interne du col utérin, il est entouré par du tissu cellulaire lâche et séparé de l'utérus et du vagin par un plexus veineux assez important. Environ 2 ou 3 centimètres au-dessous de l'orifice externe de l'utérus, il pénètre dans la paroi vésicale, se dirige à angle obtus vers la ligne médiane du corps, se place sur la paroi antérieure du vagin et après un court trajet dans la paroi vésicale, variant de 1 centim. à 1 centim. 1/2, il se termine aux deux extrémités de la saillie transverse du trigone de Lieutaud.

Il résulte de la description donnée ci-dessus que l'uretère n'est pas situé entre les deux feuillets du ligament large. En général, les rapports de situation des deux uretères ne sont pas toujours symétriques. Le plus souvent, l'uretère gauche est à l'entrée du petit bassin plus rapproché de l'utérus que le droit. Au niveau de l'orifice externe de l'utérus, à droite, il en est éloigné de 2 centim. 1/2 à 3 centimètres et à gauche, de 1 centim. 1/2 à 2 centim. 1/2.

2º D'après Luscha, la portion pelvienne de l'uretère est longue de 12 centimètres. A gauche, l'uretère passe au-dessus de l'artère iliaque commune à 1 centim. 1/2 avant sa division, tandis qu'à droite il passe au-dessus de l'artère iliaque externe, à 1 centim. 1/2 après sa naissance.

Dans la cavité du bassin, les uretères marchent obliquement d'arrière en avant et de dehors en dedans. Au niveau de la 4ᵉ vertèbre sacrée, leur distance est d'environ 11 centim. 1/2. Le plus souvent l'uretère gauche est plus rapproché du plan médian du bassin que l'uretère droit.

Jusqu'à la base des ligaments larges de l'utérus, les uretères restent accolés à la paroi latérale du bassin, le droit situé au côté externe de l'artère hypogastrique, le gauche à son côté interne. Bientôt après que l'uretère a abandonné la paroi latérale du bassin, il traverse le plexus veineux situé au côté latéral du col de la matrice et du vagin. Il passe ensuite à côté de la portion supra-vaginale du col utérin, puis à côté du vagin, pour se placer ensuite durant un trajet de 1 centim. 1/2 sur la paroi extérieure de ce dernier. D'où il suit que les uretères se rapprochent de plus en plus du cul-de-sac utéro-vaginal, jusqu'au moment où ils sont en rapport direct avec lui. Outre le plexus veineux, il existe encore un tissu cellulaire lâche qui sépare les uretères des parois de chaque organe. Les uretères en général se terminent à peu près aux deux tiers supérieurs de la paroi antérieure du vagin.

3° Holl a donné sur la topographie des uretères des renseignements assez complets. D'après cet anatomiste, les deux uretères qui, dans le commencement couvrent l'origine du nerf obturateur, se placent ensuite successivement le long de la paroi latérale et sur le bas-fond du bassin, en croisant l'origine des artères obturatrice, ombilicale et utérine, et forment dans leur cours ultérieur

un arc dont la convexité est dirigée en arrière et en dehors, et qui se termine dans la vessie à l'orifice intra-
vésical de l'uretère (l'arc de l'uretère prolongé en avant
passerait à peu près par le milieu du pubis). Cette portion d'arc de l'uretère a une longueur d'environ 9 centimètres, depuis le point où se ramifie l'artère hypogastrique jusqu'à l'orifice vésical de l'uretère, et présente sa
plus grande convexité là, où l'artère utérine passe au-
dessus de lui pour se rendre à l'utérus. Au moment où
l'uretère croise l'artère utérine, il est dilaté en forme de
fuseau et son arc vient à être divisé par le croisement
transverse de l'artère utérine qui passe au-dessus de
lui en deux segments : l'un supérieur un peu plus long,
l'autre inférieur. Le segment supérieur commence à la
place où l'artère hypogastrique se ramifie et se termine
au point de croisement de l'artère utérine. L'inférieur va
de ce second point à l'orifice intra-vésical de l'uretère.

La portion supérieure de l'arc de l'uretère est en rapport avec l'utérus et spécialement avec son col. L'uretère
marche en convergeant vers le bord latéral du col utérin
et l'extrémité inférieure de la portion supérieure de l'arc
est distante de 1 centim. 1/2 de ce bord latéral ; plus on
remonte vers le haut et plus, naturellement, cet éloi-
gnement augmente. Pour ce qui regarde les rapports des
2 uretères avec l'utérus, il y a quelques différences. En
effet, la topographie des 2 uretères par rapport au plan
médian n'est pas tout à fait la même ; l'uretère gauche
est à son entrée dans le bassin un peu plus rapproché de
l'utérus que le droit.

La portion inférieure de l'arc de l'uretère est longue

d'environ 4 centim. Elle se dirige d'abord de bas en haut et en dedans vers le bord latéral du vagin. Après un parcours de 2 centim., l'uretère se place sur la surface antérieure du vagin; il chemine entre cette surface et la paroi postérieure de la vessie pendant un trajet de 2 centim. encore. Puis son extrémité terminale, dirigée vers le haut, traverse les parois de la vessie. Le point extrême de terminaison de l'uretère correspond en moyenne à la moitié de la longueur du vagin, et la distance de l'extrémité inférieure de l'uretère et de l'orifice utérin est à peu près de 3 à 3 centim. 1/2.

Au niveau du point où ils pénètrent dans la vessie, les uretères sont éloignés de 4 centim. La vessie pleine n'a pas d'influence sur la topographie de l'uretère, si ce n'est que la distance entre les 2 orifices du trigone de Lieutaud vient à augmenter.

Conséquences. — De cet exposé topographique un peu long, nous pouvons tirer les conséquences suivantes. La palpation des uretères chez la femme peut être pratiquée :

1° Au devant de la symphyse sacro-iliaque à l'endroit indiqué par Perez;

2° Sur le cul-de-sac latéral puis antérieur du vagin par le procédé de Sænger.

II. — Rapports des uretères, l'utérus étant abaissé comme pour l'hystérectomie vaginale.

Tels sont les rapports habituels des uretères, lorsque l'utérus est dans sa situation normale ; mais la distance entre les deux uretères et l'utérus varie avec les conditions physiologiques de cet organe.

Il va de soi que l'abaissement, dans le cas d'hystérectomie vaginale, change les rapports de l'anatomie normale et que dans ce cas l'opérateur a sous les yeux une région dont les organes sont plus ou moins modifiés dans leur situation.

M. Ricard, ancien prosecteur des hôpitaux, a exposé ces nouveaux rapports dans un article récent de la Semaine médicale, où nous avons trouvé des données précieuses pour notre sujet, données que nous avons complétées en utilisant les recherches de M. Jaboulay consignées dans la thèse de Blanc.

Or, voici ce qu'il importe de connaître, quand on abaisse l'utérus pour faire l'hystérectomie vaginale partielle ou totale.

I. *Rapports des uretères et de l'artère utérine.* — L'artère utérine naît de l'iliaque interne, immédiatement au-dessous de l'obturatrice. Elle descend obliquement en bas, en dehors et en avant sous le péritoine, pénètre dans l'épaisseur du ligament large et, grâce à son obliquité, elle arrive rapidement près des bords de l'utérus, après un trajet de 6 à 7 centim. Pour atteindre cet organe, elle change de direction, se réfléchit, de descendante devient transversale, puis ascendante, et cheminant sur les bords de l'utérus, elle gagne la partie supérieure du ligament large. En ce point, elle rencontre la terminaison de l'artère utéro-ovarienne et se continue directement avec elle : ainsi se trouve constituée une grande arcade anastomotique, réunissant l'aorte à l'artère iliaque interne et rendant solidaires la circulation utérine et celle des organes connexes.

En résumé, l'artère utérine a une portion descendante, une portion incurvée et réfléchie ou intermédiaire et une portion ascendante ou utérine.

La première portion chemine dans le tissu sous-péritonéal. Elle est onduleuse, plutôt que flexueuse et d'un trajet presque rectiligne. Elle peut donner naissance, mais d'une façon inconstante, à une artère vaginale et quelquefois à une artère vésicale, qui vient se perdre dans les parties latérales et supérieure de la vessie. Dans ce trajet, l'artère utérine est en rapport avec l'uretère, descend plus obliquement que celle-ci, et, par conséquent s'entre-croise avec elle et dans un rapport toujours le même, l'artère passant en avant, l'uretère demeurant en arrière. Le contact de ces deux organes a lieu généralement sur un trajet de 2 à 3 centim., et, sur certains sujets, l'uretère se trouve compris dans les flexuosités naissantes du vaisseau artériel. Ces rapports sont d'autant plus intimes qu'on les envisage sur un point plus inférieur. Mais l'artère ne tarde pas à échapper, s'incurvant rapidement en dedans pour décrire sa courbure. A ce point précis, la courbe artérielle naissante se trouve au devant, au-dessus, puis en dedans de l'uretère. Ce point correspond à l'isthme de l'utérus dont il est distant de 2 centim. environ.

La seconde portion de l'utérine est très courte, elle occupe 2 centim., à peu près, formant une courbe à concavité supérieure, où déjà se manifestent davantage les flexuosités artérielles, la convexité de cette courbe regarde la convexité que forme l'insertion du vagin sur la partie latérale de l'utérus : elle en est séparée par du tissu assez dense, riche en vaisseaux veineux et ressemblant à du tissu musculaire lisse dont l'épaisseur est de un centimètre à un centimètre et demi. Cette distance est si minime, que si une injection solidifiée a rempli le calibre de l'artère, on peut facilement le constater par le toucher vaginal, le doigt étant placé dans le cul-de-sac latéral du vagin.

Cependant les rapports de l'utérine et du cul-de-sac du vagin n'ont rien de bien fixe, rien qui rappelle les points si précis utilisés pour la ligature des artères des membres. Aussi, un fil à ligature passé à travers les parties molles dans la profondeur du cul-de-sac latéral peut, dans certains cas, étreindre l'artère et ne pas l'étreindre dans d'autres. Le seul fait positif qui se dégage, c'est que dès que le cul-de-sac latéral du vagin est incisé, le bistouri arrive rapidement sur la portion réfléchie de l'utérine. Mais si le bistouri s'éloigne du col, s'il coupe dans la muqueuse vaginale en creusant verticalement, pour peu qu'il s'éloigne de 1 ou 2 centimètres de l'insertion utérine, il rencontre fatalement et inévitablement l'*uretère*.

De cette courbe artérielle naissent un grand nombre de branches en général grêles, flexueuses comme le tronc principal; au nombre de 5 à 6, elles suivent à peu près la direction obliquement descendante de la première partie de l'utérine, divergeant en bas et en dedans, elles arrivent au cul-de-sac vaginal antérieur, et descendent dans la cloison vésico-vaginale, reliant ainsi la circulation artérielle de la vessie à celle de l'utérus et du vagin, et méritant le nom de vésicales postérieures ou mieux d'artères vésico-vaginales. C'est au milieu de ces branches disposées en éventail que l'uretère s'engage pour pénétrer dans la vessie. Le volume de quelques-unes de ces artères et leur nombre expliquent les hémorrhagies vaginales au cours de l'hystérectomie et si redoutables après, lorsque les ligatures ont été mal placées.

La troisième portion de l'utérine est verticalement ascendante, très tortueuse, elle présente des flexuosités irrégulières, incrustées dans le tissu utérin où le scalpel les suit péniblement, et se rattache à l'utérus par de nombreuses artérioles qui pénètrent dans le corps de l'organe. L'artère est souvent cachée par ces fibres musculaires qui émanent de l'utérus et qui, comme l'a décrit Rouget, vont constituer une véritable doublure aux feuillets séreux du ligament large.

A l'origine de cette troisième portion se voient une ou deux branches transversales qui entourent l'isthme de l'utérus et vont s'anastomoser avec celles du côté opposé.

Si nous résumons les rapports réciproques de l'uretère

et de l'artère utérine, nous pouvons dire : dans la première portion de son trajet, l'artère et l'uretère sont en contact mais loin du couteau de l'opérateur et, à moins de creuser dans la profondeur du ligament large, leur blessure est peu à redouter. Il n'en est pas de même au niveau de la 2° portion de l'utérine ou plutôt au niveau de ses branches vésico-vaginales. L'uretère à cet endroit se trouve au milieu des rameaux de l'utérine et cela sur les parties latérales du cul-de-sac antérieur. On peut dire que c'est en ce point que l'uretère est le plus exposé aux instruments du chirurgien et principalement aux pinces ou fils à ligatures destinés à l'hémostase des artères vésico-vaginales. La difficulté de cette hémostase, la nécessité d'une ligature en masse, à l'aveugle, constituent les plus sérieux dangers pour l'uretère que nous avons vu situé au milieu de ces artérioles.

II. — L'utérus et les uretères présentent les connexions suivantes :

En *arrière*, l'utérus est séparé du rectum par le repli de Douglas, large et long, toujours facilement accessible. Un trocart peut l'ouvrir sans danger pour le voisinage. L'espace interutéro-rectal est suffisant, pour autoriser à la rigueur une ouverture antéro-postérieure, mais le débridement, s'il veut donner une sécurité absolue, devra être transversal, dirigé de droite à gauche ; dans ce sens, le champ opératoire est vaste, il mesure 10 centimètres et a pour limites latérales, les limites internes de cette partie du péritoine pelvien, en dehors duquel cheminent les *uretères* en haut, et plus bas les branches hémorrhoïdales moyennes des vaisseaux hypogastriques.

Par sa face *antérieure*, l'utérus répond à la face postérieure de la vessie. Entre eux s'insinue le prolongement
péritonéal vésico-utérin. Un abcès de pelvi-péritonite,
localisé en ce point, pourra être senti et atteint. L'ouverture n'en saurait être faite dans le sens antéro-posté-
rieur. Ce serait s'exposer à léser l'utérus et la vessie qui
ne peuvent s'écarter l'un de l'autre, comme le font les
organes adjacents aux faces antérieure et postérieure du
cul-de-sac de Douglas. Le débridement devrait donc être
exclusivement transversal ; mais dans cette région anté-
utérine, la zone opératoire est bien plus restreinte qu'en
arrière. Sur les dissections des parties latérales du cul-
de-sac vésico-utérin, on voit descendre de haut en bas,
d'arrière en avant et de dehors en dedans, les deux *uretères*, qui, après avoir franchi l'épaisseur des ligaments
larges, viennent se coller à la face externe du repli péritonéal en n'étant séparés l'un de l'autre que par une étendue transversale de 4 à 5 centimètres. Côtoyant leur bord
inférieur et externe, on trouve encore les artères et les
veines des faces postéro-latérales de la vessie. Ce sont
donc les limites transversales du cul-de sac séreux vésico-
utérin, qui constituent celles du champ opératoire pour
un abcès anté-utérin.

Aussi, pour les collections anté et rétro-utérines, peut-
on dire que l'instrument tranchant dirigé dans leur
épaisseur ne blessera rien, tant qu'il ne sortira pas de la
cavité péritonéale, c'est-à-dire tant qu'il ne franchira
pas les feuillets réfléchis, latéralement, des culs-de-sac
péritonéaux.

Sur les côtés, l'utérus est flanqué de ses ligaments

larges. Les uretères qui les traversent et les nombreux vaisseaux qui y sont contenus, parmi lesquels, les vaisseaux utérins, en font une région dangereuse. Se trouve incluse dans le ligament, la portion d'*uretère* intermédiaire aux deux autres parties de ce canal que nous avons vu longer la face latérale des régions anté et rétro-utérines.

Dans son ensemble, l'uretère pelvien oblique en bas, en dedans et en avant, s'entre-croise avec l'artère utérine d'avant en arrière et transversalement, à la façon des deux branches d'un X, dont l'une, représentant l'uretère serait interne et sus-jacente en arrière, et deviendrait externe et sous-jacente en avant, après avoir croisé la face inférieure du bord inférieur du ligament large, à 2 centim. des côtés de l'utérus, immédiatement en dehors et au-dessous de l'anse de l'artère utérine. C'est seulement en ce point que le débridement pour les abcès latéraux pourrait l'atteindre. Aussi, conviendra-t-il d'opérer en arrière, là où l'uretère est suffisamment interne et supérieur pour ne pas être atteint.

Envisagés dans leur ensemble, les rapports du conduit urinaire et de l'utérus peuvent être déterminés en disant que plus l'uretère se rapproche de sa terminaison, plus il s'approche de l'utérus. Ces rapports peuvent d'ailleurs être précisés de la façon suivante :

Au niveau des symphyses sacro-iliaques, il y a chez la femme 10 centim. d'écartement entre les deux uretères. Lorsque l'uretère est arrivé en face des bords de l'utérus, la distance n'est plus que de 7 cent. ; au niveau de leur embouchure 4 centim. seulement les séparent.

On sait que le diamètre transversal du bassin au niveau du point où l'uretère croise le bord utérin mesure une étendue de 12 centim. Si nous divisons ce diamètre transversal en 3 parties nous pouvons dire que l'utérus occupe le tiers moyen, ce qui donnerait à l'utérus une largeur moyenne de 4 centim. Anatomiquement, cette largeur est peut-être un peu exagérée, elle est vraie au point de vue opératoire. La nécessité d'enlever tout le tissu utérin, sous peine de ne faire qu'une opération partielle, l'obligation de laisser entre les agents d'hémostase et l'utérus, une certaine quantité de tissu, si minime soit-elle, donnent à l'utérus une largeur de 4 centim. environ. D'ailleurs, l'utérus malade, sur lequel on opère, est souvent volumineux ; M. Trélat note dans une observation une épaisseur de 45 millim.

Il reste donc de chaque côté de l'utérus, un espace de 4 centim. entre lui et les parois du l'excavation pelvienne. Or, l'uretère n'est pas au milieu de cet espace, il est plus près du bord utérin que de la paroi osseuse, c'est-à-dire qu'il se trouve à 2 centim. et demi de la paroi et à 1 centim. et 1/2 de l'utérus. Ce sont des données schématiques faciles à retenir et suffisamment précises.

On voit donc que pour placer les pinces ou les fils à ligatures, il y a entre l'utérus et l'uretère un espace qui n'excède pas deux centimètres.

III. — Voyons enfin, ce que deviennent les rapports urétéro-utérins quand l'utérus est abaissé. Quand l'utérus est tiré par en bas, il descend plus vite que ne descend la vessie ; il s'enfonce alors entre les uretères et vient s'enlacer entre les deux branches convergentes du conduit urinaire : mais c'est sur un point plus élevé du col que le contact a lieu sur les parties latérales, en sorte qu'on peut inciser sûrement l'insertion du cul-de-sac latéral ; mais il en est tout autrement en avant.

L'utérus est en contact plus intense avec la terminaison des uretères, et cette attitude nouvelle de l'utérus ne peut qu'augmenter le danger, et l'on peut dire que dans le premier temps de l'opération, le chirurgien, en incisant le cul-de-sac antérieur doit redouter, à un titre égal de blesser l'uretère par les parties latérales de son incision, aussi bien que de blesser la vessie au milieu du cul-de-sac.

Lorsque la première partie de l'opération est achevée, lorsque l'utérus isolé du vagin, ne tient plus que par ses attaches aux ligaments larges, on peut dire que, si l'uretère n'a été ni sectionné ni pincé, il ne le sera plus pendant le reste de l'opération. A ce moment, un crochet mousse, placé dans l'angle formé par la vessie libérée et le ligament large et attirant la vessie en avant, entraîne avec lui l'uretère et l'éloigne de l'utérus (Ricard).

CONCLUSIONS

De ces considérations anatomiques, nous 'pouvons tirer les conclusions suivantes :

I. Dans le cas de collections péri-utérines, si l'on se décidait à intervenir par la voie vaginale, les lignes d'incision devraient être les suivantes :

Tumeur anté-utérine : incision transversale sur la ligne médiane de 4 centimètres environ.

Tumeur postérieure : incision verticale d'avant en arrière et de longueur variable.

Tumeur latérale : incision oblique et en dehors ; se tenir le plus possible à la partie postérieure du cul-de-sac.

II. Les rapports de l'utérus et de l'uretère sont d'autant plus intimes que l'utérus est plus abaissé.

III. La blessure de l'uretère est moins à craindre pendant l'hémostase du ligament large que pendant l'incision et l'hémostase du cul-de-sac antéro-latéral. Là est le véritable danger.

III. — Rapports des uretères, l'utérus étant élevé et à terme.

A la fin de la grossesse, rien n'est changé dans les fosses iliaques. Il n'en est pas de même du petit bassin où la plupart des organes sont modifiés dans leurs rapports avec l'utérus augmenté de volume et élevé par l'état de gravidité. Il nous faut donc envisager successivement l'utérus, la partie supérieure de la paroi latérale du vagin, l'artère utérine, l'artère ovarienne, le ligament large et le ligament rond, la vessie, pour bien comprendre les changements de position des uretères et leurs nouvelles connexions.

1° *Utérus*. — L'utérus gravide à terme est situé au-dessus de l'aire du détroit supérieur, cette situation physiologique est modifiée dans le cas de rétrécissement du bassin et cet organe est alors plus élevé encore (Polk). De plus, l'utérus est dépourvu de péritoine à sa face antérieure jusqu'à 7 centimètres au-dessus du bord de l'orifice du col (Poullet).

2° *Vagin*. — Le vagin participe aux changements que subit l'utérus. A partir du 4ᵉ mois de la grossesse, ce dernier organe, en s'élevant au-dessus du détroit supérieur, tiraille le canal vulvo-vaginal qui s'allonge un peu pendant les derniers temps de la gestation, au contraire la tête du fœtus en s'engageant dans l'excavation pelvienne y fait descendre le segment inférieur de l'utérus. Sous cette influence, le vagin se raccourcit, et s'évase à sa partie supérieure. Il se produit là une dilatation assez large pour coiffer la portion la plus déclive de l'extrémité céphalique (Tarnier). De sorte que la partie supérieure de la paroi latérale du vagin se trouve entre la paroi pelvienne et le plan latéral de l'utérus, mais n'est pas visible au-dessus du détroit supérieur.

3° *Ligaments larges.* — Pendant la grossesse, l'utérus en s'élevant dans la cavité abdominale, entraîne les ligaments larges qui lui adhèrent par leurs bords internes, tandis que leurs bords externes sont fixés aux parois latérales de l'excavation. Il en résulte qu'au terme de la gestation, ces ligaments prennent une direction à peu près verticale, et s'étendent des flancs au petit bassin; en même temps l'espace qui existe entre les deux lames péritonéales, dont ils sont formés, est en partie envahi par la matrice développée. De la sorte leurs contours sont si altérés qu'ils prennent une forme triangulaire, le bord inférieur occupant alors un niveau correspondant pour la plus grande partie à celui occupé précédemment par le bord supérieur, et le bord interne se trouvant virtuellement effacé par suite de l'expansion latérale de l'utérus. En résumé, les ligaments larges augmentent de longueur, diminuent d'épaisseur et leur bord supérieur prend une position verticale.

4° *Ligaments ronds.* — Les ligaments ronds suivent

la direction verticale qui a été prise par les ligaments larges, et s'étendent de la région ombilicale au canal inguinal. Leur point d'insertion sur l'utérus change d'une façon très évidente ; la paroi postérieure de cet organe se développant plus que l'antérieure, ces ligaments qui, avant la grossesse, s'inséraient sur les bords latéraux de l'utérus, s'insèrent sur un utérus à terme, environ à l'union des 4/5 postérieurs et du 1/5 antérieur des faces latérales qui ont remplacé les bords latéraux. En outre, ils augmentent notablement de volume par l'hypertrophie de leurs fibres musculaires et de leurs vaisseaux et forment de gros cordons dont on sent facilement les contractions pendant l'accouchement surtout chez les sujets maigres (Tarnier).

5° *Ovaires et trompes.* — Obéissent aux changements subis par les ligaments larges, prennent une direction verticale et se rapprochent du corps de l'utérus.

6° *Artère utérine.* — L'artère utérine est notablement dilatée, quoique relativement moins que l'ovarienne. Elle est moins tortueuse et son attache aux parois latérales du bassin est lâche et en partie séparée, de sorte qu'une petite portion au voisinage de son origine reste seule en contact avec le pelvis. Ceci se comprend facilement, quand on se rappelle qu'elle est attachée à l'utérus. L'effet de l'élévation de l'organe est d'abord d'élever la 1re portion du vaisseau ou portion descendante. De plus, par suite de l'élévation de l'utérus gravide la portion intermédiaire ou 2e portion est également élevée, et une partie de la 3ᵉ portion est détachée du bord utérin, où elle rampe dans un tissu cellulaire peu dense. Dans le cas de rétrécissement extrême du bassin, l'utérus étant encore plus élevé au-dessus du détroit supérieur, l'artère utérine a un trajet presque transversal, de son origine elle se dirige en dedans et en haut vers le bord latéral de l'utérus. Plus l'utérus est plus haut placé au-dessus du détroit supérieur, plus l'artère utérine est située sur un plan élevé de l'excavation.

Le niveau de l'utérus variant, même dans les cas normaux, une fixation exacte de la relation du niveau de l'artère utérine avec l'un quelconque des plans pelviens est impossible. Mais elle reste toujours avec l'uretère au-dessous du détroit supérieur.

Les rapports de l'utérine avec l'uretère sont pratiquement les mêmes que dans le cas d'utérus non gravide. Le vaisseau lâchement uni à l'uretère est placé au-dessus et tous deux passent à égale distance des bords de l'utérus et de la paroi osseuse.

En égard à l'ascension du ligament large et à l'effacement consécutif de son bord externe, les connexions entre le vaisseau et ce bord sont perdues mais il garde une relation étroite avec le bord inférieur, passant sous lui, pour atteindre finalement dans ses plis le bord latéral de l'utérus (Polk).

6° *Artère ovarienne.* — L'artère ovarienne est fortement dilatée. Quittant le détroit supérieur à la bifurcation de l'iliaque primitive, elle court presque directement en haut, et légèrement en avant, pour atteindre la corne

de l'utérus qui est fortement élevée. Les connexions avec
la trompe de Fallope et l'ovaire ont subi une altération
frappante. Avant la grossesse, la trompe et l'ovaire sont
beaucoup plus larges que le calibre de l'artère ovarienne
et recouvrent celle-ci complètement. Mais au terme de
la grossesse, l'artère ovarienne est tellement élargie
qu'elle couvre presque la trompe et l'ovaire.

Les rapports avec les ligaments larges sont aussi
changés. L'artère chemine maintenant dans le bord postérieur de l'expansion triangulaire que forme maintenant
le bord supérieur de ce ligament.

7° *Vessie*. — A partir du 4° mois de la grossesse, la
vessie est à peu près entraînée au-dessus du détroit supérieur par suite du développement de l'utérus qui la
repousse en avant; aussi l'accumulation d'urine dans la
vessie produit dans la région hypogastrique une saillie
parfois considérable. Les uretères suivent ce mouvement
d'ascension.

8° *Uretères*. — Les changements de situation de l'utérus et des annexes, nous permettront de mieux comprendre les nouveaux rapports des uretères qu'il nous reste
maintenant à exposer.

Les uretères sont éloignés de la paroi du bassin et
élevés au-dessus du niveau qu'ils occupaient avant la
grossesse. Cette élévation varie avec celle de l'utérus et
dépend en conséquence du degré de rétrécissement du
bassin. Si l'on se rappelle les rapports de la paroi postéro-
inférieure de la vessie avec la paroi vaginale antérieure,

3.

ainsi que ceux qui existent entre le vagin et l'uretère, si l'on se souvient que le vagin est élevé et allongé par suite de la traction opérée par l'utérus gravide, dans son mouvement d'ascension, il paraîtra évident qu'il doit y avoir un léger soulèvement de la paroi vésicale postéro-inférieure et un soulèvement correspondant de l'uretère. De plus, l'uretère, dans la partie de son trajet située en arrière du vagin, est soulevé par le mouvement d'éléva-tion des ligaments larges. Enfin, une partie de la vessie, ainsi que l'a montré Braun, est entraînée au-dessus du pubis ce qui contribue encore à élever l'uretère.

En conséquence, à la fin de la grossesse, la partie pel-vienne de l'uretère est élevée au-dessus de sa situation normale.

Dans un bassin de dimensions ordinaires, l'uretère quitte la paroi du bassin, passe au-dessous des ligaments larges et se dirige en avant, en dedans, un peu de haut en bas ; passe à peu près à égale distance de la paroi du bas-sin et de l'insertion latérale du vagin sur le col utérin, longe de très près la paroi antéro-latérale du vagin en augmentant sa direction en dedans, longe ensuite la base de la vessie à 1 cent. 8 au-dessous de l'insertion du va-gin sur le col (le sujet étant couché sur le dos) et pénètre dans la vessie en un point situé à 5 centim. en arrière de l'épine du pubis.

Ce rapport nous explique la palpation vaginale des uretères chez la femme enceinte. Chez celle-ci, en effet, cette palpation est rendue plus facile grâce à l'hyper-trophie physiologique de l'uretère, et à ce que la tête fœtale forme en arrière de lui un plan résistant sur lequel on peut le faire glisser. Dans huit cas, les uretères furent sentis très naturellement, dans deux, l'uretère droit seul (SAENGER, in TH. HALLÉ).

De tout ce qui précède, il résulte que le niveau de l'uretère à terme ne peut être fixé d'une manière absolue. Cependant, Polk donne les chiffres suivants pour un bassin normal : l'uretère à son entre-croisement avec l'artère iliaque primitive se trouve à 1,25 centimètre au-dessous du détroit supérieur, au niveau de l'extrémité du diamètre transverse du détroit supérieur, l'uretère se trouve à 2,5 centimètre au-dessous du détroit supérieur; enfin à la hauteur de l'épine du pubis l'uretère se trouve à 5 centimètres au-dessous du détroit supérieur ou à 5 centimètres en arrière de l'épine du pubis.

La direction de l'uretère est assez bien représentée par une ligne oblique en bas et en avant partant de la bifurcation de l'iliaque primitive et se dirigeant sur l'épine du pubis.

Ainsi donc, à la fin de la grossesse, l'uretère est élevé au-dessus de sa situation normale, mais il reste au-dessous du détroit supérieur. Il doit s'en rapprocher d'autant plus que le bassin est plus rétréci et l'utérus plus élevé.

CONCLUSIONS

En s'en rapportant à l'anatomie de la région chez une femme à terme, si l'on voulait faire la laparo-élytrotomie il faudrait :

1. — Pratiquer l'incision vaginale au-dessus de l'uretère. Si l'on faisait l'incision au-dessous, au moment de l'extraction de l'enfant, l'uretère serait repoussé en haut et en dedans au-dessus du détroit supérieur où il subirait une distension forcée, puisque sa situation se trouve au-dessous du plan du détroit supérieur, et que la tête ne peut être dégagée qu'au-dessus de ce plan.

2. — Pour être sûr de se trouver au-dessus de l'uretère, on doit pratiquer cette incision le plus près possible de l'insertion du vagin sur le col utérin.

INDEX BIBLIOGRAPHIQUE

Blanc. — *De l'inflammation péri-utérine chronique.* Thèse de Lyon, 1887.

Biar. — *Étude sur les fistules de l'uretère.* Thèse de Bordeaux, 1885, n° 14.

Bœckel. — Fistule de l'uretère. *Bulletins et mémoires de la Société de chirurgie,* 1884, p. 448.

Budin. — Opération césarienne et gastro-élytrotomie. *Progrès médical,* 1877.

Brodeur. — *De l'intervention chirurgicale dans les affections du rein.* Thèse de Paris, 1886.

Clarke. — *Contributions à l'étude de la laparo-élytrotomie.* Thèse de Nancy, 1887, n° 248.

Freund und Joseph. — *Berliner Klinische Wochenschrift,* 1869, p. 508.

Hallé. — *Urétérites et pyélites.* Thèse de Paris, 1887.

Hegar et Kaltenbach. — *Gynécologie opératoire.* Tr. Paris, 1885.

Holl. — *Wiener medizinische Wochenschrift,* 1882.

Gomet. — *De l'hystérectomie vaginale en France.* Thèse de Paris, 1886.

Luschka. — *Topographie de l'uretère chez la femme.* Analyse in *Gazette hebdomadaire de médecine et de chirurgie,* 1877, p. 529.

Masson. — *De la gastro-élytrotomie.* Thèse de Paris, 1877, n° 92.

Pawlick. — Cathétérisme des uretères chez la femme. *Archiv. f. Klinik. chirurg.,* 1886.

Perez. — *Exploration des uretères.* Thèse de Paris, 1888.

Polk. — Considérations anatomiques sur l'utérus gravide à propos de la laparo-élytrotomie. *New-York medical journal,* May 1882, p. 449; May 1884, p. 485.

Poullet. — *Exposé des titres scientifiques,* Lyon, 1886.

Ricard. — De quelques rapports anatomiques de l'artère utérine, à propos de l'hystérectomie vaginale. *Semaine médicale*, 2 février 1887.

Rochard. — Article Uretère, du *Dictionnaire encyclopédique*.

Sappey. — *Anatomie descriptive*, t. IV, p. 549.

Saenger. — *Palpation des uretères*. Analysé in *Revue des siences médicales*, 1887, 15 janvier.

Tourneur. — *Urétérites et périurétérites*. Thèse de Paris, 1886, n° 136.

Tillaux. — *Anatomie topographique*.

Tuchmann. — Compression des uretères. *Wiener med. Wochensch.*, 1874.

Warnots. — Cathétérisme des uretères chez la femme. *Journal de Bruxelles*, juillet et août 1886, p. 357 et 454.

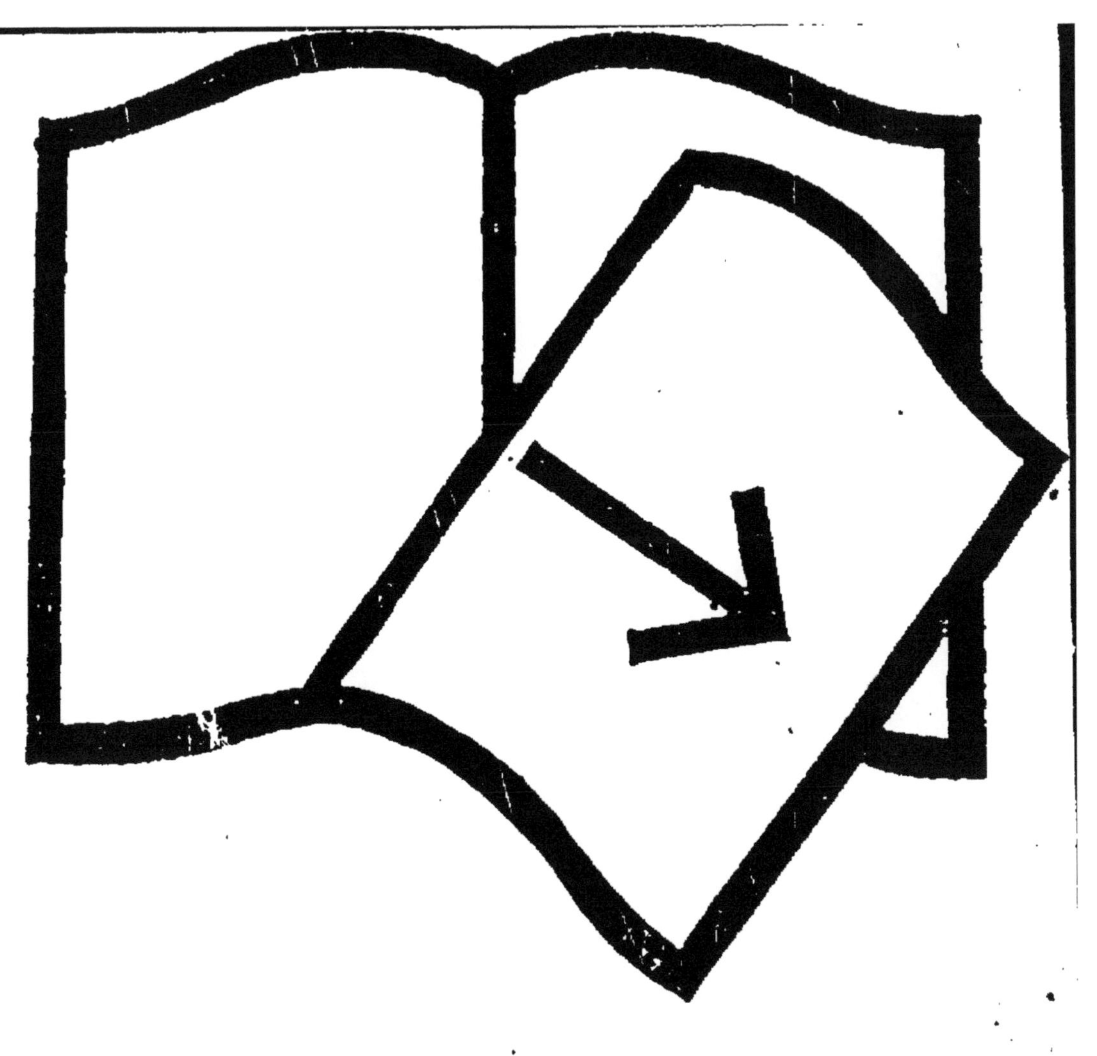

Documents manquents (pages, cahiers...)
NF Z 43-120-13